MÉMOIRE

SUR LES CAUSES

DE

L'ÉPIDÉMIE DYSSENTÉRIQUE

de 1857.

MÉMOIRE

SUR LES CAUSES

DE

L'ÉPIDÉMIE DYSSENTÉRIQUE de 1857.

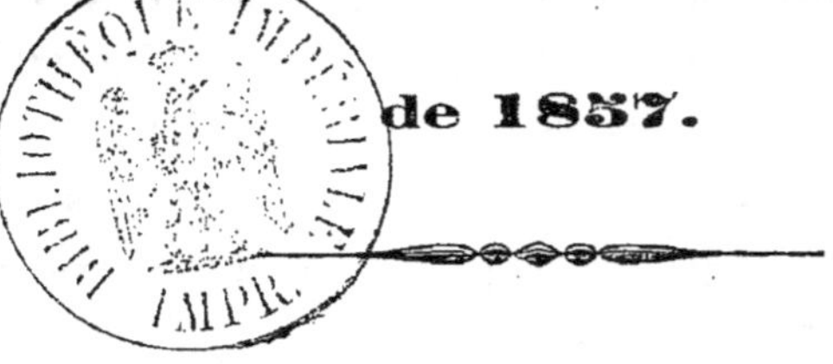

MONSIEUR LE PRÉFET,

La dyssenterie n'a pas régné en 1862 d'une manière épidémique dans le département que vous administrez.

Mais s'il est des questions qui ont pour certains pays un caractère permanent d'actualité, n'en est-il pas ainsi, pour la Bretagne, de cette affection qui se reproduit si fréquemment (1); qui, en 1857, a atteint,

(1) Antérieurement à 1857, plusieurs épidémies de même nature se sont répandues dans nos départements, notamment en 1849 et 1854. En 1859, la partie sud de l'arrondissement de Guingamp a encore souffert de la dyssenterie, qui s'y est maintenue de septembre à novembre, sans se propager au-delà des montagnes d'Arrée.

dans 30 communes de notre arrondissement, 6,042 malades, et en a fait périr 800 environ ; qui, dans l'arrondissement de Loudéac, a fait 658 victimes sur 6,400 malades, et enfin, dans le Morbihan, compté 18,000 malades et 3,258 décès?

Cette épidémie si meurtrière a déjà trouvé son historien. Dans un mémoire couronné par l'Académie de Médecine, un des médecins les plus distingués de notre département, M. le Docteur Pievache, a traité avec le talent qu'on lui connaît la pathologie et la thérapeutique de cette maladie.

Glaner après notre habile et laborieux confrère serait une œuvre bien stérile ; aussi le mémoire que j'ai l'honneur de vous adresser a–t–il un but tout différent.

Un point intéressant de l'histoire de cette épidémie m'a paru digne de fixer l'attention toute particulière de l'administration. Je veux parler de ses causes.

Est-elle le produit d'une mauvaise hygiène ou des influences climatériques propres à nos contrées? L'agent qui lui a donné naissance ne se serait-il pas plutôt développé dans un foyer circonscrit qu'il serait alors possible et urgent de découvrir?

Telles sont les graves questions que je me suis posées, et sur lesquelles l'examen qui suit me semble de nature à jeter quelque lumière.

Cette étude n'est pas de celles qui ne se recommandent que par un intérêt exclusivement spéculatif. Les conséquences qu'on en peut tirer ont une importance toute pratique et qui n'échappe à personne : signaler les causes d'une épidémie, n'est-ce pas en effet fournir à une administration prévoyante les moyens de garantir le pays contre le retour d'un fléau redoutable ?

Les auteurs de tous les temps se sont montrés unanimes dans l'indication des causes qui donnent naissance à ces désastreuses épidémies dyssentériques qui, à différentes époques, ont décimé les populations.

Parmi ces causes, il en est une surtout qui, par son action plus générale, donne mieux l'explication d'une grande épidémie. Ce sont les émanations que laissent échapper de vastes marais après les chaleurs prolongées d'un été qui en a desséché la surface.

A cette cause, en effet, personne ne peut se soustraire. Une mauvaise alimentation, une santé débile, une habitation insalubre, sont sans contredit de puissantes prédispositions. Mais tous les sujets frappés par l'épidémie ne sont pas soumis à ces causes délétères ; il en est beaucoup qui ne les subissent pas, et qui pourtant sont quelquefois les premières victimes.

Il est donc indispensable d'admettre une cause plus générale, qui, bien qu'ayant ses préférences pour certaines conditions de santé et d'habitudes, pour certains milieux, exerce cependant son influence malfaisante sur tous les habitants des localités qu'elle envahit.

L'agent que nous venons de signaler présente bien ce caractère. Répandu dans l'air que nous respirons, il ne rencontre de limite à sa puissance que dans la résistance qui est le privilége de certaines organisations.

Avant de continuer l'étude que nous avons entreprise, mettons en lumière tout d'abord quelques traits caractéristiques de l'épidémie de 1857 : ils nous serviront, en quelque sorte, de jalons pour nous conduire au but de nos recherches.

I. Un premier phénomène nous semble digne d'attirer notre attention : les arrondissements de Brest et de Morlaix dans le Finistère, et tout le versant nord des Côtes-du-Nord ont été préservés de l'épidémie.

A quel privilége ces localités doivent-elles cette heureuse immunité? On ne vit pas autrement dans ces contrées que dans celles qui ont été visitées par la maladie ; l'alimentation n'y est pas meilleure; on fait le même abus des mauvais fruits et des liqueurs fortes;

les habitations n'y sont ni plus saines, ni mieux construites. On est donc forcé de chercher ailleurs une cause de préservation. La seule qui paraisse commune à toutes les localités préservées, c'est la présence des montagnes d'Arrée, qui, prenant naissance au fond de la rade de Brest, traversent la Bretagne de l'Ouest à l'Est dans toute sa longueur.

Il semble que des collines, dont les plus élevées atteignent à peine 350 mètres de hauteur, devraient être des obstacles impuissants à la diffusion d'une épidémie dont le principe pénètre l'atmosphère; et cependant, suivez-la pas à pas, et vous conviendrez que nulle part elle n'a franchi cette faible barrière.

On objectera peut-être qu'à cette règle il existe au moins une exception, et qu'ainsi l'épidémie a envahi, au nord de la chaîne d'Arrée, le canton de Plélan, de l'arrondissement de Dinan. Le fait est exact; mais, je le demande, jamais exception a-t-elle plus complétement confirmé la règle?

En effet, jetez les yeux sur la carte, suivez les montagnes d'Arrée, et vous rencontrerez une interruption. La Rance, qui prend sa source dans l'arrondissement de Loudéac, pénètre dans celui de Dinan par cette vallée, à l'extrémité de laquelle s'étend le canton de Plélan.

L'épidémie a donc été concentrée dans le versant sud de nos départements, où elle a envahi successivement les arrondissements de Châteaulin, de Quimper, de Quimperlé, la partie sud de l'arrondissement de Guingamp, celui de Loudéac, et enfin tout le Morbihan.

II. Notre seconde remarque est la suivante : Cette épidémie, qui porte la date de 1857, parce que c'est dans cette année qu'elle a fait ses plus grands ravages, et qu'elle s'est montrée dans la plus grande partie du territoire qu'elle a parcouru, a réellement commencé en 1856. C'est ainsi qu'on paraît l'avoir jugé dans le Finistère ; je lis, en effet, ce qui suit dans une note émanée de la Préfecture de ce département.

« L'épidémie dyssentérique qui a ravagé *jusqu'en*
« *novembre 1857* les arrondissements de Quimperlé,
« de Quimper et de Châteaulin, a commencé en
« septembre 1856 dans l'arrondissement de Quim-
« perlé, par les communes de Scaër, Banalec, Ponta-
« ven. »

Prenons-la donc à son point de départ, et suivons-la d'étape en étape.

La note officielle nous dit bien qu'elle a débuté en septembre 1856 dans l'arrondissement de Quimperlé ; mais

je suis en mesure de préciser d'une manière plus rigou-
reuse et le lieu et l'époque où elle a pris naissance.
Mon ami, M. le docteur Bernard, médecin à Château-
Neuf du Faou, m'apprend que, dès les premiers jours
du mois d'août, le fléau s'était produit dans le canton
qu'il habite. En septembre, il envahit, comme nous l'a-
vons vu, les cantons voisins de Scaër, de Banalec; il se
propage ensuite au Sud, dans l'arrondissement de Quimper, par les communes les plus rapprochées de son
point de départ, telles que St-Yvé, Fouesnant, La
Forêst, puis dans l'arrondissement de Châteaulin; et,
au Nord, dans le canton de Carhaix et dans ceux de
Maël-Carhaix, de Rostrenen et de Callac, où il appa-
raît en novembre et décembre de la même année. Il
y stationne en quelque sorte tout l'hiver, dont l'influence n'a d'autre effet que d'atténuer sa gravité et
de ralentir sa force d'expansion sans l'anéantir complétement.

Le retour de la belle saison lui donne une nouvelle
activité, et, dès le 15 mai 1857, il atteint le Morbihan,
qu'il envahit tout entier, en y pénétrant par l'arrondissement de Lorient, qui touche au Finistère.

III. Il est un autre fait qui a un caractère de géné-
ralité absolue et qui, par cela même, mérite aussi
d'être signalé, c'est le suivant : Les localités les plus
voisines du Finistère sont aussi celles qui fournissent
la plus large part à l'épidémie, qui laisse intactes un

plus grand nombre de communes, à mesure qu'on l'examine plus à l'Est.

C'est ce que constate le tableau suivant :

NOMBRE de communes que renferment		NOMBRE de communes envahies.
les 4 cantons de Guingamp.	31	30.
l'arrondissement de Loudéac.	58	53.
— de Lorient.	50	42.
— de Napoléonville.	49	41.
— de Vannes.	75	30.
— de Ploërmel.	61	24.

IV. Notre dernière remarque aura pour but de faire ressortir les différences qui distinguent l'épidémie que nous étudions de ces endémies dyssentériques qui sont assez fréquentes dans nos contrées et surtout dans le Morbihan.

Ce que nous dirons à cet égard s'appliquera surtout à ce dernier département (1); parce que, plus que partout ailleurs, l'épidémie s'y est présentée dans des conditions qui, selon moi, ne permettent pas de méconnaître une provenance étrangère.

(1) J'ai puisé les détails statistiques qui suivent dans un mémoire très-intéressant de M. le docteur Fouquet, médecin des épidémies de l'arrondissement de Vannes.

Le tableau suivant indiquera ces différences.

Les dyssenteries endémiques du Morbihan paraissent dans les mois d'août et de septembre.	L'épidémie de 1857 a paru dans le Morbihan le 15 mai. Avant le mois d'août, elle avait déjà atteint près du tiers des communes qu'elle devait envahir : 40 sur 137.
Elles se terminent au plus tard en novembre.	A la fin de décembre 1857, 51 communes avaient encore de nombreux malades.
L'arrondissement de Ploërmel est ordinairement le premier atteint; l'épidémie y frappe un plus grand nombre de communes que dans les autres arrondissements.	A la fin de juillet, 6 communes seulement de Ploërmel étaient envahies sur les 24 qui devaient l'être plus tard, soit un quart.
	Lorient, à la même époque, en avait 18 sur 42, c'est-à-dire les $3/7$.
L'arrondissement de Lorient en est presque toujours préservé.	L'épidémie n'a visité dans l'arrondissement de Ploërmel que 24 communes sur 61, ou les $2/5$. Dans l'arrondissement de Lorient, 42 sur 50, soit les $4/5$, c'est-à-dire le double. La maladie a sévi aussi avec beaucoup plus de gravité, puisque, dans Lorient, la proportion des décès aux malades a été de 19 0/0, et, dans Ploërmel, de 14 0/0 seulement.

Comme on le voit, cette épidémie se distingue de ce qui se passe ordinairement dans le Morbihan par l'époque de son développement, par sa durée et enfin par le théâtre qu'elle a choisi.

Des prémisses que nous venons d'établir, nous pouvons maintenant, je crois, dégager la solution du problème que nous nous sommes posé.

Nous avons étudié l'épidémie dans le Morbihan ; nous avons fait voir qu'elle s'y est manifestée en dehors des causes qui produisent les dyssenteries endémiques de ce département. La date de son invasion ne permet d'invoquer, en effet, ni l'usage des mauvais fruits, ni l'excès des chaleurs, ni l'influence desséchante d'un soleil ardent sur les terrains marécageux.

C'est à cette dernière cause cependant, aux émanations paludéennes qu'il faut demander l'explication la plus plausible, la plus rationnelle de toute grande épidémie dyssentérique. S'il en est ainsi, celle de 1857 n'a pas pu, comme nous venons de le voir, naître dans le Morbihan. Elle y est donc venue d'ailleurs ; l'agent qui l'a produite a dû prendre naissance à une époque et dans des lieux où se sont rencontrées les conditions indispensables à son développement.

Or, nous savons qu'au mois d'août 1856, le Finistère voyait naître une épidémie de nature identique dans le canton de Château-Neuf du Faou.

Le mois d'août, c'est la saison des chaleurs exces-
sives, l'époque où l'action du soleil s'exerce sans limite.

D'un autre côté, le canton de Château-Neuf se trou-
ve sur les confins des marais de St–Michel, immense
solitude de nature marécageuse, que l'été, suivant
qu'il est sec ou pluvieux, dessèche plus ou moins
complétement. On a dejà compris que c'est dans cette
localité que, selon nous, doit être placé le foyer de
notre épidémie.

Dans ces parages, la dyssenterie est endémique;
mais elle prend facilement, nous dit une note déjà
citée, un caractère épidémique, sous l'influence de
quelques exagérations atmosphériques.

Ainsi s'est développée l'épidémie qui fait l'objet de
cette étude. Nous l'avons vue naître en 1856 dans le
Finistère, puis rayonner autour de son berceau. Nous
en avons suivi la propagation jusque dans les derniers
jours de 1857 et jusqu'à l'extrémité du Morbihan; obser-
vant la protection (1) bien inattendue dont une chaîne
de collines peu élevées couvre des contrées limitrophes,
soumises aux mêmes influences hygiéniques et météo-

(1) Ce fait s'explique peut-être par les lois de la pe-
santeur. La plupart des gaz qui naissent des marais ont
pour base le carbone. Cette composition, qui les rend
plus lourds que l'air atmosphérique, ne leur permet
pas de s'élever vers les couches supérieures, où ils
trouveraient un air de plus en plus raréfié.

rologiques; remarquant enfin que les lieux les plus voisins du Finistère étaient les premiers atteints, et qu'à mesure qu'on s'en éloignait, un plus grand nombre de communes échappaient au fléau, qui, en marchant vers l'Est, semblait perdre de sa puissance par sa diffusion.

Je me fais peut-être illusion; mais il me semble que la démonstration est complète.

Si les idées que je viens d'émettre sortent victorieuses du contrôle que j'appelle de tous mes vœux, l'administration, qui se préoccupe si vivement aujourd'hui du bien-être des populations, ne pourra-t-elle pas tarir, pour l'avenir, la source de cette épidémie?

Des opérations plus difficiles que le desséchement de ces marais sont tous les jours entreprises et conduites à bonne fin.

Une compagnie s'était formée autrefois pour livrer à la culture ce sol improductif et insalubre; mais au moment de l'exécution, elle s'arrêta devant les chances incertaines d'un travail qui n'était pour elle qu'une spéculation.

Ce qu'une compagnie n'a osé entreprendre à ses risques et périls, on comprend que l'Etat, ou une société subventionnée par lui, pourrait l'exécuter avec un plein succès.

Il m'a semblé que le moment était convenablement choisi pour appeler sur ce pressant intérêt de nos populations la sollicitude tout entière de l'Administration. Aujourd'hui, plus que jamais, elle se montre disposée à remplir sa tâche d'amélioration et de protection, et peut-être trouvera-t-elle dans une mesure récente et féconde, celle qui a créé les conférences annuelles des Préfets, une heureuse occasion de s'éclairer sur la justesse des idées que j'ai l'honneur de soumettre à son appréciation.

Daignez agréer,

Monsieur le Préfet,

l'assurance de mes sentiments respectueux.

Le Médecin des Epidémies de l'arrondissement de Guingamp,

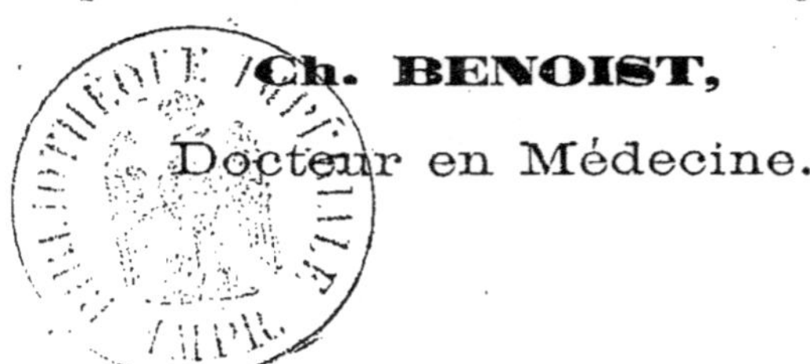

Ch. BENOIST,

Docteur en Médecine.

Guingamp, Imp. Rouquette.